DISCUSSION

DU

MÉMOIRE DE M. GIRAUD-TEULON

INTITULÉ

DES TROUBLES FONCTIONNELS DE LA VISION

DANS LEURS RAPPORTS AVEC LE SERVICE MILITAIRE

DISCOURS

PRONONCÉ A L'ACADÉMIE DE MÉDECINE

PAR

M. MAURICE PERRIN

Professeur à l'École du Val-de-Grâce
Membre de l'Académie de médecine

PARIS

G. MASSON, ÉDITEUR

LIBRAIRE DE L'ACADÉMIE DE MÉDECINE

PLACE DE L'ÉCOLE-DE-MÉDECINE

1875

DISCUSSION

DU

MÉMOIRE DE M. GIRAUD-TEULON

INTITULÉ

DES TROUBLES FONCTIONNELS DE LA VISION

DANS LEURS RAPPORTS AVEC LE SERVICE MILITAIRE

DISCOURS

PRONONCÉ A L'ACADÉMIE DE MÉDECINE

PAR

M. MAURICE PERRIN

Professeur à l'École du Val-de-Grâce
Membre de l'Académie de médecine

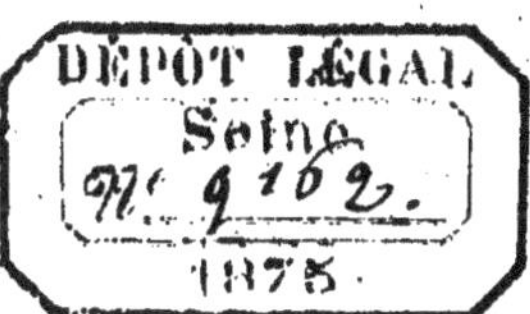

PARIS

G. MASSON, ÉDITEUR

LIBRAIRE DE L'ACADÉMIE DE MÉDECINE

PLACE DE L'ÉCOLE-DE-MÉDECINE

1875

devant les conseils de révision ou devant nos commissions de réforme doit avoir en ce qui concerne les troubles de la vision. Il l'a établi sous la forme d'un programme de questions plus souvent posées que résolues. Ce programme a été ensuite comparé à ce que votre honoré collègue suppose être la pratique courante, et dans cette comparaison il a cru trouver des motifs suffisants pour légitimer sous forme de conclusions des propositions qui touchent au mode de fonctionnement et aux intérêts les plus graves d'un service public.

C'est ainsi que j'ai compris le but poursuivi par M. Giraud-Teulon, et c'est à ce point de vue particulier et relatif que se placent les réflexions qui vont suivre.

En écoutant notre collègue, je me faisais cette réflexion qu'il doit exister pour les yeux de l'esprit de même que pour ceux du corps deux facultés bien distinctes : l'acuité ou la pénétration.... et l'adaptation Je n'ai rien à dire ici de la pénétration ; mais l'adaptation au sujet en question fait complétement défaut dans le mémoire de M. Giraud-Teulon.

Je ne crois pas me tromper en avançant que mes collègues de l'armée avaient une idée nette de leurs obligations professionnelles devant les conseils de révision et des connaissances suffisantes pour les remplir. Je doute fort qu'il en soit encore de même s'ils se sont abandonnés aux inspirations de notre honoré collègue. Il serait, je crois, peu intéressant pour l'Académie de me voir passer en revue toutes les questions soulevées par lui. Je me contenterai de retenir les plus intéressantes Elles me suffiront pour confirmer ce que j'avance.

La première que je rencontre et qui est, sans contredit, l'une des plus importantes au point de vue pratique est celle qui consiste à déterminer l'influence exercée sur la netteté de la vision à distance par la diffusion qu'occasionne la myopie. Pour y arriver notre honorable collègue, qui a la vue normale, se rendit artificiellement myope en plaçant successivement devant l'un de ses yeux des verres convexes n⁰ˢ 20 et 36 ; il constata qu'avec les premiers l'acuité visuelle descendait de 1 à 1/10 et avec les seconds de 1 à 1/2. Quatre personnes soumises à la même épreuve fournirent le même résultat.

Poursuivant la même idée, l'auteur a recherché chez trois sujets myopes à quel degré il fallait ramener leur myopie avec des verres concaves pour obtenir une acuité de vision égale de 1/10. Il a obtenu des résultats qu'il énonce de la façon suivante : « Chez les trois myopes... la réduction de l'acuité au dixième de sa valeur normale s'est vue produite par le verre ramenant leur myopie aux degrés suivants : 1/18, 1/33, 1/14. »

Ainsi, dans ces essais, la réduction de l'acuité au dixième de sa valeur a été provoquée par les degrés de myopie suivants: 1/20. 1/18, 1/33, 1/14, tandis que dans une autre épreuve une myopie 1/36 n'avait occasionné qu'une diminution égale à 1/2, ce qui veut dire que le même degré d'acuité de vision correspond à des degrés différents de myopie. Quelle est la signification de ces différences? Faut-il les attribuer à des clignements de paupières qui auraient échappé, comme il le suppose, à l'attention de l'observateur? cela m'importe peu. Ce que je veux en déduire, c'est qu'il n'est pas possible, comme l'a fait notre collègue, de traduire par un rapport quelconque l'influence exercée sur l'acuité visuelle par la diffusion amétropique. On pourrait, il est vrai, opposer à cette conclusion les conditions expérimentales choisies par lui. En rendant l'œil artificiellement myope par l'emploi d'un verre convexe ou bien en modifiant la vue d'un œil myope par l'interposition d'un verre concave, on trouble brusquement les conditions habituelles de la vision et l'on peut s'exposer à des changements dans l'état de l'accommodation et surtout dans les dimensions de la pupille qui seraient de nature à entacher les résultats d'erreurs. C'est pourquoi lorsque je me suis occupé de cette question j'ai préféré employer des yeux qui étaient myopes à des divers degrés. Je m'empresse de dire que j'ai trouvé des résultats à peu près aussi dissemblables entre eux. Il est aisé d'en juger par les exemples suivants :

Myopie.	Acuité visuelle.	Myopie.	Acuité visuelle.
1/7	1/16	1/48	15/10
1/15	1/8	1/16	1/12
1/20	1/6	1/11	1/40
1/30	1/45	1/20	1/24
1/20	1/10	1/13	1/7
1/16	1/10	1/9	1/20
1/30	15/2	1/60	1/6
1/20	15/20	1/10	1/32
1/18	1/20	1/15	1/12

Dans tous ces cas, l'emploi d'un verre correcteur approprié ramenait l'acuité visuelle à une valeur qui n'a jamais été au-dessous de 1/2, ce qui montre que la myopie n'était pas compliquée d'amblyopie.

J'avais constaté, en outre, que pour le même degré de myopie, l'acuité visuelle, surtout en opérant à moins de 5 mètres, variait avec la distance, c'est-à-dire avec l'étendue des cercles de diffusion, et cette variation était loin d'être toujours la même. On peut en juger par les exemples suivants :

Chez un myope 1/11 l'acuité visuelle était :

A 5 pieds de 1/40 et à 3 p. de 3/40.

Chez un myope 1/20 l'acuité visuelle était :

A 15 p. 2/40 et à 3 p. 3/40.

Chez un troisième (M. 1/20), l'acuité visuelle était :

A 15 p. de 1/24 et à 3 p. de 1/5.

Chez un quatrième (M. 1/15), l'acuité visuelle était :

A 15 p. de 1/14 et à 3 p. de 1/10.

Et de même encore en recherchant sur mes yeux quel était le verre convexe qui à diverses distances réduisait mon acuité visuelle à 1/4, je constatai qu'à 2 pieds 3 pouces il me fallait un n° 24, à 4 pieds un n° 30 et à 15 pieds un n° 60.

J'avais acquis dans ces recherches la conviction que viennent fortifier encore les expériences de M. Giraud-Teulon, qu'il est impossible d'établir un rapport à peu près exact entre le degré de la myopie et le degré de l'acuité visuelle, celle-ci étant d'ailleurs supposée à peu près égale à l'unité. Telle est la réponse que je fis aux éminents directeurs du service de santé de la marine, MM. Jules Roux et Walther, lorsqu'ils me firent l'honneur de m'interroger à ce sujet, il y a cinq ou six mois. On conçoit facilement qu'il en soit ainsi. Le trouble qu'occasionne la vue myope est surtout en rapport avec l'ouverture de la pupille; plus celle-ci est grande, plus il y a de diffusion; plus elle devient étroite, plus la vue s'allonge, au point même de faire croire au vieillard, atteint de myosis sénile, que sa vue est changée, que sa myopie a disparu. Or, rien n'est variable comme l'état de la pupille chez le myope; elle varie suivant les sujets, suivant l'état de santé du moment, suivant l'intensité de l'éclairage, suivant l'excitabilité de la rétine, suivant l'âge surtout. Je prie l'Académie de ne pas perdre de vue que je n'envisage cette question de l'amblyopie amétropique qu'au point de vue du recrutement. On peut rechercher avec intérêt l'influence de la diffusion sur la netteté de la vision dans telle ou telle condition expérimentale déterminée, en précisant, par exemple, la distance, en employant un éclairage identique, en mesurant l'ouverture de la pupille. Ce sont là des questions de physiologie dignes d'intérêt et dont s'est occupé en particulier, durant ces dernières années, un élève de Donders.

Messieurs, n'ayant pu résoudre ce problème par la voie scientifique, j'ai procédé par à peu près. J'ai pris des myopes le plus que j'ai pu et j'ai déterminé les distances *maxima* au delà desquelles ils ne distinguaient plus de gros objets et en particulier le corps d'un homme ou des cibles couvertes de carrés de diverses couleurs et dont les dimensions étaient calculées d'après le principe des échelles typographiques. J'ai recherché aussi à quel degré de myopie on ne parvient plus à distinguer un peloton d'infanterie d'une voiture ou d'un groupe de cavaliers à la distance moyenne du tir à la cible. Comme il ne s'agissait plus ici que d'essais empiriques qui n'acquièrent de valeur que par leur nombre, je me contentai d'en traduire le résultat dans mon traité d'ophthalmoscopie par la phrase suivante : « Il est aisé de s'assurer que les myopes d'un faible degré (1/16, 1/24 même) n'y voient que très-confusément à une distance de quelques centaines de mètres. Ils aperçoivent bien les gros objets, mais ils sont incapables de les reconnaître, de distinguer un bataillon d'infanterie d'une troupe de cavalerie, etc. » (page 164). Cette phrase peu précise, comme le sujet lui-même, traduit assez exactement le résultat auquel notre collègue est arrivé après moi. C'est par ma faute assurément si elle n'a pas été jugée digne de son attention.

Ceci posé, il restait à rechercher le meilleur parti à prendre à l'égard des myopes qui n'y voient pas assez distinctement de loin pour faire un bon service, et qui n'ont pas une myopie assez élevée pour être exemptés.

On ne pouvait prendre que l'un des trois partis suivants : ou bien les exempter tous, ou bien les désigner pour les services auxiliaires, ou bien prescrire le port des lunettes.

Exempter tous les myopes jusqu'à 1/16 ou 1/24, personne n'y a songé.

Je n'ai pas cru davantage qu'il fût opportun de les placer dans les services auxiliaires, parce qu'on les privait ainsi du droit commun sans motif suffisant, et on se privait pour le service actif et pour la formation des cadres de la partie peut-être la plus intelligente et tout au moins la plus éclairée du contingent, puisque l'observation démontre que c'est presque exclusivement dans les rangs de cette dernière que se rencontre la myopie.

Il ne restait plus dès lors d'autre ressource que d'admettre en principe le port des lunettes sous les armes. Cette mesure aurait pour résultat non-seulement de mettre tout homme in-corporé à même de faire son service, mais surtout d'habituer les sous-officiers et les officiers à porter des lunettes. Ce sont ces deux derniers groupes qui ont le besoin le plus pressant d'y voir très-distinctement de loin. Il faut qu'ils observent, il faut qu'ils dirigent, il faut qu'ils commandent en un mot, et pour exercer efficacement un commandement, on ne peut pas, comme le pense notre collègue, emprunter les yeux de son voisin. Cela est si vrai, que les verres correcteurs proscrits à peu près universellement dans le rang, sont tolérés chez l'offi-cier et même chez les sous officiers sous la forme d'un lorgnon. Cette ressource rend bien quelques services ; la portée de la vision monoculaire est ainsi allongée, mais on ne rétablit pas la vision binoculaire éloignée qui seule permet l'évaluation approximative des distances.

Il n'est peut-être pas hors de propos d'ajouter que la sec-tion d'ophthalmologie du congrès international de Bruxelles a, sur ma proposition, émis le vœu à l'unanimité que le port des lunettes soit admis sous les armes.

J'ai proposé officieusement cette mesure plusieurs fois à M. le président du conseil de santé ; elle a été accueillie favorablement ; j'en ai entretenu bien souvent des généraux de l'armée sans rencontrer de contradiction. Et pourtant la chose n'est pas faite. On se contente le plus souvent de placer les myopes dans les services auxiliaires : comme ceux-ci ne sont pas constitués, les myopes restent dans leurs foyers, et ils y resteront peut-être encore longtemps. Néanmoins je fais tou-jours des vœux aussi fervents pour que le port des lunettes soit admis dans le service.

Une question non moins intéressante, est celle qui consiste à fixer le degré maximum de myopie compatible avec le service actif.

Je ne puis, à cet égard, que répéter ce que j'ai écrit dans mon traité d'optométrie : Toutes les fois qu'il sera possible de restituer à l'aide de verres la vision éloignée sans danger pour le sujet, on devra se prononcer pour l'admission. C'est ici le moment de rappeler que les myopes peuvent se partager en deux groupes : le groupe des myopes à correction totale, et celui des myopes à correction partielle. Le premier se compose de ceux qui ont une myopie inférieure à 1/8, exempte de complication et une accommodation normale. En raison de l'âge des jeunes gens et des conditions de la profession militaire qui ne comporte pas beaucoup d'exercices visuels rapprochés, il nous paraît possible de reculer la limite à 1/6.

Il ne suffit pas d'être éclairé sur le degré de la myopie qui entraîne l'exemption, il faut, encore et surtout, être en possession d'un moyen pratique, expéditif, suffisamment exact, qui permette d'en constater l'existence et d'en mesurer le degré. M. Giraud-Teulon attaque le procédé recommandé et mis le le plus souvent en œuvre, qui consiste à faire cette détermination avec les verres correcteurs. La méthode est bonne en elle-même, mais à la condition de rechercher quel est le verre le moins fort qui rende la vision nette à grande distance et non pas d'essayer d'emblée de faire lire avec du n° 4 concave.

Sous ce rapport, les critiques de notre honoré collègue sont justes et je m'y associe sans réserve. A ce propos l'auteur, pour montrer à quel point l'accommodation peut intervenir pour élever le degré de la myopie, a cité un exemple qui ne m'a pas paru justement interprété par lui.

Il s'agit de cet homme de trente-cinq ans que M. Giraud-Teulon propose, tant il y attache d'intérêt, de mettre sous les yeux du conseil de santé et probablement aussi de l'Académie. Cet homme a une hypermétropie très-élevée égale à 1/3 ; son acuité au loin échappe à la mensuration, ce qui veut dire qu'il est fortement amblyope, comme cela arrive si souvent en pareil cas « Et cependant si l'on met un livre entre ses mains, il approche la page tout près de ses yeux et arrive à lire le n° 3 ou 4 de Snellen. » Notre collègue en conclut que l'accommodation, élevée au maximum de tension par le maximum de convergence des axes, est suffisante pour donner des images nettes tout près des yeux. *Tout près des yeux* est un peu vague, et ici, j'aurais préféré un chiffre. Mais enfin, traduisons tout près par trois pouces, ce qui, je crois, ne doit pas s'éloigner beaucoup de la vérité, il faudrait en conclure que cet homme, qui est âgé de trente-cinq ans, possède encore une accommodation égale à 1/3 (degré de son hypermétropie) + 1/3 (limite supposée de son *punctum proximum*), ce qui fait au total 1/1,5. Je conçois que notre collègue ait eu le désir de produire cette prodigieuse accommodation, mais jusqu'à preuves du contraire, il me permettra de donner à ce fait une tout autre signification.

Cet homme ne voit pas clair à distance... et à plus forte raison de près. Comme il lui est impossible d'avoir des images nettes, il prend le parti d'en avoir de grandes, aussi grandes et aussi lumineuses que possible, en rapprochant l'objet et en augmentant proportionnellement l'angle visuel, ce qui améliore notablement sa vue, malgré la plus grande étendue de la diffusion. Il est vrai que l'hypermétrope en corrige habituellement les mauvais effets autant que possible par un fort clignement d'yeux. Cette attitude, qui ne pourrait être attribuée à de la myopie que par un observateur bien superficiel, est fréquente dans les hypermétropies d'un degré élevé et compliquées d'amblyopie.

Mais revenons à notre sujet. Notre honorable collègue rejetant, non sans d'excellentes raisons, l'épreuve par les verres correcteurs telle qu'elle est pratiquée, conseille de la remplacer par l'ophthalmoscope. « Le médecin expert constate, dit-il, du premier coup d'œil, l'existence du staphylôme, et par la distance à laquelle il en voit l'image renversée juge instantanément de celle du *punctum remotum* du sujet, c'est-à-dire mesure le degré de l'excès de réfraction. »

Je ne saurais m'élever assez énergiquement contre cette substitution. Autant le miroir oculaire est précieux pour établir le diagnostic de l'amétropie, autant il est défectueux et peu pratique, surtout lorsqu'il est employé de la façon indiquée, pour en mesurer le degré. D'abord en ce qui concerne la myopie, ce procédé n'est applicable qu'aux degrés qui sont assez élevés pour que l'image renversée soit à portée de la vue de l'observaleur ; mais, même dans ces cas particuliers, l'évaluation de la distance de la susdite image à l'œil observé est-elle donc chose si facile et si sûre ? Il faut, pour y arriver, connaître exactement la distance de l'observé à l'observateur et savoir la situation du *punctum proximum* de ce dernier, lequel est loin d'être fixe. Et puis enfin le plan de cette image si laborieusement déterminée ne marque le *punctum remotum* qu'autant que l'accommodation de l'œil observé est complétement relâchée, ce qui, je crois, n'est pas fréquent. A l'appui de cette opinion, je me bornerai à citer deux exemples que j'ai observés depuis la lecture du mémoire de M. Giraud-Teulon. Un jeune homme de dix-sept ans, qui me fut adressé par notre collègue, M. Giraldès, est atteint d'une myopie de 1/9 de l'œil droit. Chez lui, j'ai vu et j'ai fait voir l'image renversée à une distance de 12 pouces. Mon *punctum proximum* avec le verre + 1/15 dont je me sers pour mes observations est à 8 pouces ; par conséquent l'image se trouvait à 4 pouces de l'œil observé, accusant ainsi une myopie 1/4 au lieu de 1/9. Le lendemain, l'un de mes collègues les plus distingués et les plus zélés de l'armée, M. le médecin-major Robert, m'amenait au Val-de-Grâce quelques soldats de son régiment dont la vision lui paraissait défectueuse. Chez l'un d'eux, il existait à l'œil droit une myopie 1/11 qui fournissait, comme dans le cas précédent, une image renversée à 4 pouces de l'œil. Sans doute dans un certain nombre de cas, et entre des mains très-exercées le procédé recommandé par M. Giraud-Teulon donne de très-bons résultats, mais vous pouvez juger par les deux exemples précédents à quels mécomptes il expose.

Dans le même ordre d'idées le procédé par l'image droite mériterait une attention plus sérieuse ; mais il n'en est pas fait mention dans le travail qui nous occupe.

Je comprends d'autant moins la préférence de notre collègue pour l'ophthalmoscope que nous avons un excellent instrument pour mesurer la myopie d'une façon suffisamment exacte, aussi simple dans son maniement que sûr et rapide dans ses indications. Je veux parler de l'optomètre. Je me rappelle que l'une des premières fois que j'eus l'occasion de voir de Graefe à Paris il me montra, et je crois bien qu'il fit voir aussi à M. Larrey, un des premiers exemplaires de l'optomètre qui porte son nom, en ajoutant, : que cet instrument rendra surtout des services pour les conseils de révision. Les appareils de Burow, de Javal et d'autres remplissent la même indication, mais pour des raisons que nous avons développées ailleurs, ils sont peu pratiques. C'était précisément pour réaliser ce progrès, si important pour nous, médecins de l'armée, que nous avons cherché mon excellent ami M. Mascart, professeur au Collège de France, et moi, un instrument qui, par la simplicité de son mécanisme, et de ses indications, fût à la portée de tous devant les conseils de révision et de réforme. Cet instrument a été présenté à l'Académie. Il a été honoré d'un rapport par M. le professeur Gavarret; depuis lors il a fait ses preuves, il les fait tous les jours, et fort d'une expérience de plusieurs années, je puis répondre qu'entre les mains de tout médecin qui s'y sera exercé seulement pendant une heure, il permettra en une ou deux minutes de mesurer le degré de la myopie, de déjouer mieux que tout autre moyen les tentatives de simulation ou de dissimulation, et enfin de connaître du même coup l'étendue de l'accommodation et le degré approximatif de l'acuité visuelle.

Le même instrument est applicable à la détermination et à la mesure de l'hypermétropie. Toutefois je me hâte d'avertir que les réponses seront dans ce cas beaucoup moins nettes et moins promptes que pour la myopie. Cette différence tient à la nature même des choses; elle résulte de l'état organique et fonctionnel de l'œil hypermétrope dans lequel l'accommodation, incessamment excitée, manque de stabilité en même temps que l'acuité visuelle est plus ou moins abaissée. Dans ces conditions l'ophthalmoscope, excellent pour faire reconnaître l'existence de l'amétropie, ne peut servir à en mesurer le degré, à moins de paralyser par l'atropine, au préalable, l'accommodation qui le masque. L'optomètre, au contraire, sans préparation préalable, indique l'existence et donne la mesure suffisamment exacte de l'amétropie. Le défaut de précision des réponses, la persistance de la même netteté de vision, alors que l'image est au delà de l'infini, le recul du *punctum proximum*, apprendront bien vite qu'il s'agit d'un état complexe dans lequel l'amblyopie s'ajoute au vice de la réfraction.

L'honorable M. Giraud-Teulon s'est étendu longuement sur l'amblyopie qui peut compliquer la myopie et surtout la myopie élevée; il a même dressé un tableau schématique à ce sujet, sans doute dans le but de montrer combien les effets combinés de l'amblyopie et de l'amétropie peuvent rendre difficile le jugement de l'expert. Ce serait possib'e si, à son exemple, on avait la fâcheuse inspiration de réunir ensemble deux questions qui doivent rester distinctes, à savoir : le degré de la myopie d'une part et le degré d'acuité visuelle de l'autre. Q'importe à l'expert qu'il y ait tant pour cent d'amblyopies pour chaque degré de myopie? Cette question est fort intéressante pour le clinicien, mais pour l'expert son rôle consiste à constater les deux choses successivement, à en mesurer le degré et à voir si l'une ou l'autre crée une incompatibilité, soit dans le présent, soit dans un avenir prochain. Veut-on un exemple de la manière d'opérer? Je choisis le premier venu des myopes amblyopes qui figurent dans le tableau de M. Giraud-Teulon et, je le suppose, appelé devant un conseil de révision qui m'a honoré de sa confiance, voici comment je procéderai : je commencerai par le faire regarder dans l'optomètre pourvu de caractères typographiques ou autres de différentes grandeurs. Je sais par expérience que l'œil pourvu d'une acuité visuelle normale voit très-facilement les plus petits caractères. Je lui recommande de lire tout ce qu'il pourra. S'il lit le petit texte, j'en conclurai que son acuité est à peu près normale; s'il ne lit que le gros, que son acuité est diminuée. Mais quelle que soit la réponse, je procéderai de suite à la détermination du degré de la myopie en prenant comme mire les caractères qui peuvent être lus. Une fois édifié sur le degré de la myopie, je le placerai en face de l'échelle typographique après lui avoir armé l'œil du verre concave indiqué par l'optomètre, puis je mesurerai l'acuité comme s'il s'agissait d'un œil simplement amblyope, et ces deux opérations, faites successivement, demanderont moins de temps qu'il ne m'en faut pour les décrire. Il pourra arriver que le conscrit déclare ne pouvoir distinguer aucun des signes placés dans l'optomètre à n'importe quelle distance; dans ce cas l'épreuve indique que l'amblyopie est assez élevée pour motiver l'exemption ou faire soupçonner une simulation : auquel cas la détermination du champ visuel, du sens des couleurs, ainsi que l'examen ophthalmoscopique, deviennent indispensables.

— 14 —

Messieurs, je serai bref en ce qui concerne l'acuité visuelle.
L'auteur du mémoire rappelle l'instruction du conseil de santé
qui fixe à 1/4 la limite de l'affaiblissement de la vue compatible
avec le service militaire. Il se contente de faire assez vaguement
la critique de ce chiffre qu'il rapproche, je ne sais pourquoi,
du chiffre 4 indiqué comme limite du degré de myopie. J'avoue
que j'aurais préféré voir notre collègue entrer dans le vif du
sujet et nous dire son opinion à lui sur ce point. J'y tenais
d'autant plus que c'est un de ceux qui prêtent le plus à la con-
troverse. Je me suis occupé de cette question comme des
autres, et j'ai proposé dans mon livre, comme je le fais dans
mes cours, ce même chiffre 4. Il se pourrait même que les
auteurs de la circulaire m'aient fait l'honneur de l'adopter,
parce que je l'avais proposé. Quoi q'il en soit, je crois devoir
donner les raisons qui m'ont conduit à le choisir, tout prêt à le
modifier si l'on en propose un meilleur.

J'ai procédé comme je l'ai indiqué précédemment, pour la
myopie, et j'ai admis en principe qu'un conscrit qui y voit
assez bien pour distinguer une sentinelle, compter les files d'un
peloton, et à plus forte raison, distinguer un cavalier ou une
voiture d'un groupe d'hommes à une distance de 250 à 300 mètres, qui est la distance de tir la plus fréquente, peut satisfaire
aux exigences du service militaire. Or, le corps d'un homme,
qui est le point de mire habituel, représente une surface qui
varie entre 24 et 32 centimètres, et que je suppose, pour mon
raisonnement, égale à 30 centimètres. Une telle surface doit
être vue à 3000 pieds, soit 1000 mètres en chiffre rond, par
un œil sain ; pour la distinguer à une distance quatre fois
moindre, c'est-à-dire à 250 mètres, il suffit d'une acuité visuelle égale à 1/4. De cette sorte la limite de l'aptitude au service militaire, en ce qui concerne l'acuité de la vision se trouvait
placée à 1/4. Pour en juger expérimentalement, j'ai recherché
quel était le verre convexe qui me rendait amblyope au degré
de 1/4 ; c'est le nº 36. Avec ce verre j'ai constaté, à diverses
reprises, que je pouvais, à une distance de 300 mètres, compter
des carrés de 24 centimètres de côté, en distinguer la couleur,
et à plus forte raison distinguer un homme, etc. L'acuité visuelle égale à 1/4 marquerait la limite minima de l'aptitude au
service militaire ; il resterait ensuite à définir le degré qui con-

viendrait pour les différentes armes et les différents services. Cette limite, proposée au congrès de Bruxelles, a été trouvée un peu trop éloignée de l'état normal ; la majorité des membres de la section s'est ralliée à une limite comprise entre 2/5 et 1/4 pour les cas d'amblyopie d'origine sensoriale et fixée à 1/4 pour les cas d'opacités de la cornée.

Dans la détermination de l'acuité de la vision, je recommande tout spécialement la deuxième et la troisième ligne de mon échelle typographique, elles sont composées, soit de lettres isolées, disposées sans ordre les unes à la suite des autres, soit de signes très-élémentaires qui sont beaucoup moins facilement devinés que des mots entiers, et qui, par ce fait, permettent de marquer plus facilement et plus rapidement la limite de la vision distincte.

Malgré l'influence exercée par l'éclairage sur les résultats de la détermination de l'acuité de vision, je pense que cette détermination doit être faite, pour plus de simplicité, à la lumière du jour, celle qui éclaire la salle du conseil, sous la réserve toutefois que l'expert constate sur lui-même, au préalable, si elle est suffisante pour lui conserver son acuité habituelle.

L'amblyopie, comme l'amaurose, est assez souvent simulée ou plus exactement exagérée, car les simulations complètes sont très-rares, devant les conseils de révision. Sur ce point, je me joins à mon collègue pour établir qu'il faut alors recourir à l'examen ophthalmoscopique. Il n'en est plus de même de l'amblyopie monoculaire, qui complique si souvent l'hypermétropie. Ici il est nécessaire d'employer successivement la méthode objective et la méthode subjective, parce que cet affaiblissement n'est habituellement occasionné par aucune lésion organique appréciable. Notre collègue a rappelé les procédés de de Graefe et de Fles destinés à déjouer la simulation de l'amaurose unilatérale. Mais ces procédés, dans lesquels on se sert de gros objets, tels qu'un pain à cacheter, comme point de mire, ne peuvent servir que dans les cas où il s'agirait d'un très-haut degré d'amblyopie, ils conduiraient à faire considérer comme simulateurs des sujets moins amblyopes et pourtant incapables de faire un service armé si l'infirmité siège à droite. Il fallait donc substituer à ces procédés anciens un moyen qui permit de reconnaître l'amblyopie monoculaire, d'en mesurer le degré et d'en dépister la simulation. Ce procédé, qui n'a même pas été mentionné par M. Giraud-Teulon, est publié dans mon livre depuis plusieurs années; il est appliqué tous les jours dans mes salles depuis six ans, et je puis assurer qu'il me rend les meilleurs services. Je commence par déclarer que l'idée première ne vient pas de moi; elle appartient à M. Javal, et elle a été une première fois proposée pour le but qui nous occupe par l'un de mes très-distingués collègues de l'armée, M. Cuignet; mon seul mérite a été de compléter le procédé et de le rendre pratique non-seulement pour déjouer les simulateurs, mais encore pour mesurer le degré d'amblyopie lorsqu'il est réel.

Il consiste à disposer en lignes parallèles des séries de points dont les dimensions sont calculées d'après le même principe que les caractères de l'échelle typographique, à donner des numéros d'ordre à ces points, et à les faire compter par le malade à la distance d'un pied. Pendant cette opération un petit objet arrondi tel qu'un crayon, un manche de plume, etc., est promené devant les yeux soumis à l'épreuve. Si ceux-ci sont clairvoyants, aucun point n'est couvert; si un seul fonctionne, un ou plusieurs points sont masqués, et il est aisé de s'assurer s'ils se trouvent dans la direction de l'axe visuel de l'œil qui regarde.

Messieurs, j'ai passé successivement en revue les points principaux du mémoire de M. Giraud-Teulon; j'ai montré en quoi certaines solutions proposées par lui me paraissent défectueuses; j'ai répondu aux questions qu'il a soulevées. Pour y arriver, je n'ai eu qu'à reproduire devant vous ce qui est écrit dans un chapitre de mon livre, déjà rappelé par M. Larrey, et qui a pour titre : *Des affections oculaires envisagées au point de l'obligation du service militaire.* C'est identiquement le sujet traité par notre collègue. Je me permets de faire ce rapprochement uniquement pour montrer que les médecins de l'armée n'avaient pas attendu l'initiative de M. Giraud-Teulon pour s'occuper de ces questions. Toutefois le sujet est loin d'être épuisé, et j'eusse été heureux, pour mon compte, de voir notre collègue lui apporter le concours précieux de ses recherches ou de son expérience, éclairer ce qui lui paraît obscur, rendre plus précises les limites de l'aptitude au service militaire, plus pratiques s'il y a lieu les procédés d'exploration, en un mot se montrer homme de science et de progrès.

Mais il a préféré se placer sur un terrain exclusif et administratif, et sans tenir compte de ce qui se fait, de ce qui s'enseigne, de ce qui s'écrit autour de lui, il a présenté, sous forme de conclusions, les propositions inattendues pour moi que voici :

Il engage l'Académie « à remercier l'administration de la guerre de la libéralité avec laquelle elle ouvre une porte pour l'examen scientifique des cas douteux, avec adjonction des lumières spéciales qui pouvaient être réclamées par les médecins experts ».

Avant de m'associer aux remercîments proposés par M. Giraud-Teulon, je serais heureux de savoir dans quel document il est question de l'adjonction au médecin expert de *lumières spéciales*.

A quelques lignes de là, il propose à l'Académie d'émettre le vœu « que le département de la guerre veuille bien faire déterminer, par des commissions spéciales, diverses questions, telles que le coefficient de l'acuité visuelle, etc. ». Il est souvent question aussi de commissions spéciales, de commissions mixtes, d'experts spéciaux, dans le discours de M. Giraud-Teulon. Qu'est-ce que cela veut dire? J'avoue que je n'ai jamais autant regretté de ne pas savoir lire entre les lignes, selon l'expression de notre collègue. Une commission spéciale..... mais elle existe, et elle s'appelle le Conseil de santé, qui est composé de médecins ayant vécu avec l'armée, connaissant par expérience ce qu'il faut de vision à un soldat, soit en temps de paix, soit en temps de guerre, ayant des rapports continuels avec le commandement et pouvant, par conséquent, obtenir facilement de lui tous les renseignements dont ils peuvent avoir besoin pour résoudre par eux-mêmes ou faire résoudre par qui leur inspire confiance les questions relatives au recrutement ! Quant aux experts spéciaux..... mais il en existe autant que de médecins militaires préposés aux conseils de révision et de réforme. Ses vœux se bornent-ils à voir chaque conseil assisté de deux médecins de l'armée fonctionnant simultanément, et dont l'un serait chargé spécialement de l'examen des yeux? Cela est peu probable, autrement on l'eût dit plus clairement. D'ailleurs, il ne saurait plus y avoir de doute à cet égard, depuis le congrès de Bruxelles. Notre collègue propose à l'Académie de provoquer l'adjonction aux médecins militaires de spécialistes de profession ; en d'autres termes on vous demande d'une façon détournée et indirecte un vote de défiance contre le corps médical chargé officiellement du rôle d'expert devant les conseils de révision, et les commissions de réforme ; on vous propose de le déclarer insuffisant en ce qui concerne les affections des yeux. J'espère que notre collègue produira les raisons qui motivent, dans son esprit, cette grave insinuation, et qu'elle ne reposera pas exclusivement sur l'épilogue d'un document dont il n'a pas toujours saisi, comme le lui a rappelé déjà M. Larrey, ni le sens, ni la portée. Depuis trop longtemps je suis témoin des efforts faits par mes collègues de l'armée pour qu'il me soit possible de laisser ainsi suspecter gratuitement leur compétence.

Dans une seconde conclusion, M. Giraud-Teulon propose à l'Académie « de prier l'administration de la guerre de transformer en règle générale obligatoire la *tolérance* introduite déjà par elle de l'examen ophthalmoscopique de tout sujet accusant ou laissant supposer une diminution d'acuité visuelle au loin ».

On ne parle de tolérance qu'à propos de choses défendues, contraires à la règle établie.

L'ophthalmoscope, selon notre collègue, serait donc proscrit en principe, en règle générale, des conseils de révision.

Cette assertion, au moment même où elle s'est produite, a été, comme cela devait être, l'objet d'une protestation unanime de la part des médecins militaires qui ont l'honneur d'appartenir à l'Académie ! Il fallait obéir à une conviction bien profonde pour se décider à apporter à cette tribune l'invraisemblable nouvelle que l'administration de la guerre, c'est-à-dire le Conseil de santé, n'en est encore, en 1875, qu'à *tolérer* l'ophthalmoscope, et qu'il y a au-dessous de lui tout un corps médical disposé à se rendre complice d'une telle aberration ! Et pourtant cette conviction ne repose que sur l'ignorance profonde de notre collègue au sujet des choses dont il parle. Il lui suffisait de regarder autour de lui, d'assister à quelques conseils de révision, d'interroger le premier médecin de l'armée venu, de voir ce qui se passe à l'École du Val-de-Grâce, pour

être convaincu que l'ophthalmoscope a été de tout temps con-
seillé, recommandé ; qu'il est d'un usage usuel quotidien ; que
chaque conseil est pourvu de l'instrument, d'une chambre
noire ; que le médecin expert a toute facilité pour examiner
à loisir les vues suspectes, et même pour demander un ajour-
nement s'il croit avoir besoin d'être éclairé. Comment se fait-il
que M. Giraud-Teulon ignore tout cela ? Aurait-il pu avancer que
l'ophthalmoscope n'était que *toléré* s'il avait appris, comme il
eût pu le faire si facilement, que peu d'années après la décou-
verte de Helmholtz, le directeur du Val-de-Grâce, notre regretté
maître Michel Lévy, avait, sur ma demande, fait instituer au
Val-de-Grâce d'abord, à l'Hôtel des Invalides ensuite, des cours,
des conférences pour les élèves et pour les médecins de l'armée,
dans le but de les familiariser le plus promptement possible
avec les nouveaux procédés d'exploration de l'œil. C'était un
devoir nouveau pour nous tous de devenir en quelque sorte
spécialistes, non pas spécialistes par préférence profession-
nelle, mais spécialistes pour rester à la hauteur du mandat
médical qui nous est confié. Ceci veut-il dire qu'il ne se glisse
aucune erreur dans le jugement rapide du conseil de révision ;
que chaque médecin de l'armée est actuellement en état de faire
un examen objectif de l'œil irréprochable ? Je ne me fais point
cette illusion ; mais ce que je crois fermement, c'est que nous
avons actuellement dans le corps de santé militaire assez de
ressources pour que le service du recrutement, qui devient de
plus en plus important, puisse être partout assuré.

On a fait beaucoup pour vulgariser parmi les médecins de
l'armée les connaissances ophthalmoscopiques et optométriques.
J'espère que l'on fera plus encore. Mais on a respecté assez
leur caractère médical, ce dont je me sens honoré, pour laisser
à chacun le choix des moyens qui, dans sa conscience, lui paraissent les meilleurs pour asseoir sa conviction. Cette liberté,
M. Giraud-Teulon vous convie à la supprimer ! Il sollicite de
vous une intervention officielle dans le but d'obtenir que l'administration de la guerre rende *obligatoire* l'emploi de l'ophthalmoscope chez tout sujet qui accuse ou laisse supposer une
diminution d'acuité visuelle au loin ! Cette mesure s'applique-
rait donc en particulier à tous les myopes ! Mais je crois avoir
montré plus haut que le procédé par l'image renversée recom-

mandé par M. Giraud-Teulon est celui qui expose le plus à l'erreur; qu'il est le plus difficile et le moins pratique. Telle est du moins ma conviction. Par ordre supérieur, je serais donc obligé de la changer si les suggestions de notre collègue avaient la moindre chance d'être écoutées dans ce milieu si profondément libéral.

Quel progrès espérez-vous donc réaliser en proposant ces mesures tracassières et dangereuses? Ne seraient-elles pas illusoires pour l'incapable; inutiles et blessantes pour tout autre?

Nous avons fait des efforts soutenus pour nous mettre à même de remplir dignement notre mission; laissez-nous du moins la satisfaction de choisir notre route sous notre responsabilité. Si vous avez des conseils utiles à nous donner, des méthodes d'exploration qui représentent une simplification ou un progrès, faites-les connaître, publiez-les clairement, et vous aurez fait beaucoup plus que de tenter cette entreprise contre notre indépendance médicale.

PARIS. — IMPRIMERIE DE E. MARTINET, RUE MIGNON, 2.